"十三五"国家重点研发计划项目

# 紧急医学救援装备运用手册

主　编　王运斗　高树田

U0214971

科学出版社

北　京

## 内 容 简 介

本书为"十三五"国家重点研发计划项目"突发事件紧急医学救援保障成套化装备关键技术研究与应用示范"研究成果之一。详细介绍了国家级紧急医学救援队概况、业务编组与展开布局、装备编配定位与组室内布局、工作流程，以及各项设备的包装、运输、运载等内容。目的是在执行紧急医学救援行动任务中统一标准，统一布局，展收迅速，运输方便，整齐划一。

本书可作为国家级紧急医学救援队伍相关人员在装备编配与运用时参考。

**图书在版编目（CIP）数据**

紧急医学救援装备运用手册 / 王运斗，高树田主编 . — 北京：科学出版社，2021.6
ISBN 978-7-03-068939-9

Ⅰ . ①紧… Ⅱ . ①王… ②高… Ⅲ . ①急救医疗—医疗器械—手册 Ⅳ . ① R197.1-62 ② TH77-62

中国版本图书馆 CIP 数据核字（2021）第 101186 号

责任编辑：李 玫 / 责任校对：张 娟
责任印制：赵 博 / 封面设计：龙 岩

科学出版社 出版
北京东黄城根北街 16 号
邮政编码：100717
http://www.sciencep.com

三河市春园印刷有限公司 印刷
科学出版社发行 各地新华书店经销
*
2021 年 6 月第 一 版 开本：720×1000 1/16
2021 年 6 月第一次印刷 印张：4 3/4
字数：80 000

定价：59.00 元
（如有印装质量问题，我社负责调换）

# 编著者名单

**总主编** 孙景工

**主　编** 王运斗　高树田

**编著者** （以姓氏笔画为序）

马　军　王兴永　邓　橙　石梅生

田　涛　朱孟府　伍瑞昌　刘圣军

孙建军　孙秋明　苏　琛　李　抄

李　钒　杨　健　余　明　宋振兴

张　广　张彦军　陈　平　陈　恩

陈　锋　赵　欣　赵秀国　袁　晶

陶学强　韩俊淑　舒　展　谭树林

# 前　言

　　当前，各类突发事件和非传统安全威胁对人类的健康、生活、经济和社会稳定所产生的影响越来越大，并将在今后相当长的一段时期内愈演愈烈。为此，紧急医学救援装备的发展引起了国际社会的高度重视，美国、日本等发达国家都不同程度地加大了对紧急医学救援装备的建设和投入力度，以此提升突发事件紧急医学救援能力，维护本国社会稳定，保护人员健康，展示国际形象。我国紧急医学救援发展起步较晚，但又是灾害事故多发国家，尤其是近年来频繁发生的矿难等生产事故，地震灾害、洪涝灾害、冰冻灾害、火灾、禽流感等各类灾害，加上恐怖活动等非传统安全危害的威胁，已经引起国家高度重视。

　　作为突发事件紧急医学救援的重要物质基础，紧急医学救援装备是各类各级救援力量实施紧急医学保障所使用的医用器械、仪器、设备、卫生运输工具及相关装备等的总称，是现代紧急医学救援、疾病防控、公共卫生和健康体系中最为重要的基础装备，关乎生命，关乎民生，已成为维护国家安全和维护民众健康的重要依托。

　　近年来，我国虽然已逐步加大该领域的科技投入，在诸多环节取得了可喜进步，但与以美国为代表的发达国家相比，我国这方面起步较晚，尚未形成系列化、系统化、链条化的装备、应用与标准体系。按国家紧急医学救援任务需求，我国紧急医学救援装备还存在很大差距。

　　为此，我们依托"十三五"公共安全风险防控与应急技术装备专项下设的国家重点研发计划项目"突发事件紧急医学救援保障成套化装备关键技术研究与应用示范"，通过大量调研，结合相关文献分析，编撰了《紧急医学救援装备图册》《紧急医学救援装备培训手册》《紧急医学救援装备运用手册》三本手册，旨在为我国各级紧急医学救援队伍在装备研发、采购、编配、使用、训练等方面提供参考。

　　本书在编撰过程中得到了应急医学救援领域相关领导和专家的鼎力支持和关怀，也得到了项目各课题组相关科研人员的大力支持，并引用了同行文献，在此一并致谢。

　　由于编者水平有限，书中观点可能有失偏颇，内容难免挂一漏万，恳请读者雅正！

编　者

2021 年 1 月

# 目　　录

第一章　国家级紧急医学救援队概况…………………………………… 1

　　第一节　国家级紧急医学救援队建设现状…………………………… 1

　　第二节　国家级紧急医学救援队建设的要点………………………… 2

　　第三节　国家级紧急医学救援队装备建设存在的问题……………… 3

　　第四节　国家级紧急医学救援队装备配备原则与要求……………… 4

　　第五节　国家级紧急医学救援队装备建设思路……………………… 5

第二章　国家级紧急医学救援队业务编组与展开布局方案…………… 8

　　第一节　国家级紧急医学救援队业务编组与作业能力……………… 8

　　第二节　国家级紧急医学救援队展开布局方案……………………… 10

第三章　国家级紧急医学救援队装备编配定位与组室内部布局……… 15

　　第一节　国家级紧急医学救援队装备编配定位……………………… 15

　　第二节　国家级紧急医学救援队组室内部布局……………………… 18

第四章　国家级紧急医学救援队工作流程……………………………… 55

　　第一节　国家级紧急医学救援队部署工作流程……………………… 55

　　第二节　国家级紧急医学救援队救治工作流程……………………… 58

第五章　帐篷式医疗系统装备包装及运输……………………………… 65

　　第一节　帐篷式医疗系统装备包装…………………………………… 65

　　第二节　帐篷式医疗系统装备、运输………………………………… 67

　　第三节　装备运载方案………………………………………………… 68

第一章————————————————————————

# 国家级紧急医学救援队概况

————————————————————————

国家级紧急医学救援队是国家为处置重大、特大事件准备的移动医院，每支队伍自成完整的救治体系，拥有门诊帐篷、住院帐篷、特种医学救援车辆及相应的医学救援、后勤保障等设备，展开后相当于一所二级甲等综合医院，无须其他支援便可独立开展救治工作。

国家级紧急医学救援队与国家级突发急性传染病防控队、国家级突发中毒事件处置队、国家级核和辐射突发事件卫生应急队共同构成了我国卫生应急队伍的核心力量。此前，我国无论是突发急性传染病应急处置，还是突发事件紧急医学救援，都是临时就近从相关医院和疾控中心抽调人手支援。而有了这支从国家到地方的紧急救援力量，我国卫生应急水平明显提升，有效减轻了各类突发事件对人民群众身心健康和生命安全的危害，保障社会和谐稳定与经济平稳发展。

## 第一节 国家级紧急医学救援队建设现状

我国紧急医学救援队的构建起步较晚，2001 年 4 月 27 日我国建立第一支国家地震灾害紧急救援队，由地震、工程结构、危险品专家和熟悉联合国救援事务的专家，以及武警总医院急救医疗专家和专业搜救人员组成，当时编制为 1 个总队，总队下设 3 个支队和 1 个直属队，每个支队又分搜索、营救、保障、技术与医疗分队。其中医疗分队是训练有素、勇敢顽强、多学科交叉、团结协作的医学救援团队，具有可移动性、装备精良、自给自足、救援能力强的特点，可在灾中、灾后提供科学、规范、高效的治疗与救援。灾难医学救援队的任务是在灾区进行紧急医学救治、疾病防治、设置流动医院、卫生保障、帮助灾区医院重建、心理护理。

近 20 年来医疗分队已完成多次国际国内灾害医学救援任务，挽救了大批伤员的生命，高效地履行了医学救援队的使命。然而我国是自然灾害最多、最为严重的国家之一，具有分布地域广、发生频率高、灾害种类多、人员伤亡重等特点，给经济和社会造成巨大的损失。为此我国政府十分重视防灾减灾工作，不断加快紧急救援队伍建设的步伐。如 2011 年广东省第二人民医院组建了国家级紧急医学救援队，能够胜任整个华南地区的救灾工作，形成"专业智能普及"一体化的紧急医学救援体系，并在实际应用中取得了丰硕的成果。同年，四川省也建设了一支国家级紧急医学救援队，也是目前全国唯一一支高原应急救援队。这支救援队在 2015 年 4 月参加了尼泊尔地震救援行动，共救治 694 名伤病员，充分展现了我国救死扶伤的人道主义精神。2015 年我国在广西北海市建立了首支国家级海难紧急医学救援队，开创了我国海难紧急医学救援领域的先河。

目前我国已建和在建的国家卫生应急队伍有 59 支，其中已建成并命名队伍有 46 支。59 支队伍中，有车载式卫生应急队伍 48 支，帐篷式卫生应急队伍（卫生应急移动处置中心）11 支。其中，国家级紧急医学救援队 32 支、国家级突发急性传染病防控队 19 支、国家级突发中毒事件处置队 5 支、国家级核和辐射突发事件卫生应急队 3 支，涵盖全国 31 个省区市和新疆生产建设兵团。国家紧急医学救援基地在华北、华东、华中、华南、西南、西北、东北七大区域布局，通过软硬件建设，国家卫生应急队伍实现了队伍车载化、设备集成化和自我保障化的要求。

## 第二节　国家级紧急医学救援队建设的要点

根据 WHO《国际紧急医学救援队标准》、《国家卫生应急队伍管理办法（试行）》（卫办应急发〔2010〕183 号）相关内容，我国国家紧急医学救援队构建的要点如下。

### 一、救援队员的遴选

#### （一）救援队员的基本要求

在各三甲医院抽选专业精英人员的年龄 < 45 岁，男女比例为 1∶1，身体强健，至少参加过一次紧急医疗救援行动，具有急诊、创伤救治的专科知识和技能及有 5 年以上相关专科的工作经验。同时选择合适的医护比例、学历及职称比例，以确保队员能应对各种灾害，适应现场患者病种复杂、条件艰苦的恶劣环境。

## （二）救援队员的能力要求

按照国家级医疗救援队承担任务的需求，队员应在加强基础理论、基础技能、基础操作训练的过程中不断完善自身的业务知识和技能，并具备优良的身体状况；有较强的沟通协调与组织能力，保证灾难救援工作有序、高效开展；沉着冷静、淡定从容，具有良好的应急能力和灵活的应变能力。

## 二、救援装备的配置

紧急医疗救援具有内容多样性、覆盖面广、长期持久、常备不懈的特点，紧急医学救援队应配置搜索、营救、医疗、保障四大类专用设备。专用设备应种类齐全、足量、优质、高效、百分之百完好。组建以智能背囊装备、箱组化装备、移动帐篷式医疗系统、车载救援医院和方舱救援医院为主的装备体系。

## 三、救援队的培训

培训课程依据《全国卫生应急工作培训大纲（2011—2015年）》的要求，国家级紧急医学救援队每年培训1次，每次80个学时。培训内容包括"紧急医学救援总论、紧急医学救援队伍组织管理、伤员检伤分类与医疗后送、现场急救基本技术、常见创伤医学急救要点、救援现场公共卫生管理"几个方面。优秀的教师团队是灾害医学救援队培训的关键，通过整合多个专业方向的优秀教师队伍，建立一支科学化、标准化、规范化的教师团队，并根据每个培训班的特点制订个性化的训练和考核方式，标准化考核与模拟演练相结合，考核通过者方有资格参加医疗救援行动。

# 第三节　国家级紧急医学救援队装备建设存在的问题

## 一、整体缺乏顶层设计，标准化程度不高

现有国家级紧急医学救援队的装备建设缺乏救治范围和技术要求的相关规定，没有明确医疗救援队在执行救援任务时必须开展哪些救治工作、有条件的应开展哪些工作、不能开展哪些工作、救治到什么程度，装备物品品种和量的确定缺乏依据，导致目前的装备建设大而全，基本涵盖了手术、急救、住院、药材、检验、后勤保障等方面，不能科学地明确自身具备的救治能力；在装备的包装、标识方面更是五花八门，没有按照国际通用尺寸和标准进行设计；在执行国际医学救援任务时与发达国家救援队的装备水平差距较大。

## 二、装备运输适应性差，运程投送能力不足

重大自然灾害后由于道路交通常受到不同程度的破坏，甚至出现长时间的堵塞，在国内和国际医学救援行动中首先要采用航空运输这种最快捷的运输方式，将所有人员、装备、物资运抵灾区，这就需要装备便于运输、符合航空运输的尺寸要求。

经过多年的建设，国家级紧急医学救援队的装备水平有了很大的提高，特别是以卫生应急车辆为主的车载式医院的建设，大大增强了我国应急医学救援的能力。我国目前组建的 30 多支救援队通常以方舱和车载平台为主，如某支建设较好的救援队由手术车、X 线车等 15 台卫生应急车辆和 10 顶功能帐篷组成，在国内医学救援中发挥了重要作用。我国的医学救援装备虽然有很大的改进和提高，但在国际医学救援中，因卫生应急车辆满足不了空运尺寸要求（如波音 737 最大收货尺寸为 110cm×75cm），难以执行国际医学救援任务。

## 三、装备模块组合水平低，灵活抽组能力不强

目前，紧急医学救援队中的大部分装备是平战通用的，在平时作为医院的医疗设备使用，当接到救援任务后从各个科室取回。有的装备用普通纸箱包装，有的甚至连基本的包装箱都没有，更谈不上模块化，导致装备物资准备时间较长，在从机场运抵灾区时更加困难，在装备运输、装卸过程中装备包装极易损坏，加之灾区的雨雪等灾害天气，装备难以保证处于良好的工作状态，延误救援时间。

## 四、后勤保障装备配套差，自我保障能力不够

车载式医学救援队配备了宿营车、淋浴车等装备，为队员的后勤保障提供了较好的条件，但在执行国际医学救援任务时这些装备因不能远程投送，导致生活保障物资匮乏，影响了基本的食、宿，导致部分队员在短时间内出现心理不适，严重影响救援队正常工作。

# 第四节　国家级紧急医学救援队装备配备原则与要求

## 一、装备配备原则

### （一）针对性

应针对救援任务的特点、典型灾害事故的类别综合考虑当地的自然条件和

经济发展水平，装备性能应满足紧急医学救援的需要。

**（二）配套性**

应确保系统配套、搭配合理、功能齐全、数量充足。

**（三）高效性**

优先选择性能先进、轻便高效、功能多样、通用性强的装备，定期对装备的有效性、使用性能等方面进行检查评估，及时淘汰过期和低效能装备。

**（四）统筹性**

紧急医学救援装备的配备应在省、自治区和直辖市范围内统一筹划，同类装备应尽量统一和兼容，紧急医学救援工作中必不可少但使用效率低、价格昂贵的大（重）装备应统筹配置。

## 二、装备配备要求

1. 所配备的紧急医学救援装备应为符合国家相关市场准入规定的合格产品。

2. 应根据不同队伍的类型选择配备紧急医学救援所需的装备及其他器材设备。国家级卫生应急队主要分为国家级紧急医学救援队、国家级突发急性传染病防控队、国家级突发中毒事件卫生应急处置队、国家级核和辐射卫生应急救援队 4 大类队伍，配备装备的种类包括医疗救援装备、传染病控制装备、中毒控制装备、核辐射处置装备等专业装备及个人携行装备、后勤保障装备、通信办公装备及徽章标志等通用装备。

3. 可针对本地区的典型灾害事故或其他特殊救援需求，选择救护直升机、伤员搜救机器人等新型或特种装备。

4. 紧急医学救援装备的种类和数量是紧急医学救援配备的最低要求。

5. 紧急医学救援装备配备应符合国家的相关规定。

# 第五节　国家级紧急医学救援队装备建设思路

随着我国参与国际医学救援任务的不断增多，国家级紧急医学救援队的建设将拓宽视野，打造国际化的救援队伍，进一步加强装备建设。

## 一、以任务需求为牵引，系统规划装备建设

救援队装备的配备必须以需求为基础，只有需求明确装备的配备才更有目的性。在国际医学救援行动中救援队的主要任务是在灾后的特殊时期填补当地卫生资源的不足，为当地灾民提供必要的医疗救助，但是，救援队的人员、装备、

药材都是有限的，要将有限的资源发挥更大的作用，必须对救援队的基本任务进行明确。同时，随着世界卫生组织在国际医学救援中发挥越来越多的作用，医疗队必须明确注册登记，明确可以开展的救治范围和救治能力，便于统一协调组织。

《INSARAG 国际搜索与救援指南》中要求城市搜救队应具备搜索伤员的能力，对救援队要求更高。世界卫生组织以《突发性灾害情况下外国（应急）医疗队分级和最低标准》为参照，明确了 3 型医疗救援队的救治范围和最低技术标准，以及不同的响应达到时限。如 I 型医疗队理论上应在事件发生后 24～48h 到达，但是按照国际医学救援的一般情况，我国医疗队在 48 h 内很难到达，因此，我国的医疗队应定为 II 型，展开伤（病）员的普外科、产科等紧急救治工作。有了这一基本的定位，救援队装备的配备才有依据。

## 二、以携运便捷为目标，科学确定展开工作平台

展开工作平台主要有三种选择：方舱式、车载式和帐篷式，按照世界发达国家的建设经验，通常以帐篷为展开工作平台，才能满足国际救援航空运输的需要，如德国在汶川地震时派出的救援队采用的就是帐篷的技术形式。在帐篷的选择上主要有框架式、网架式和充气式，框架式便于运输但展收复杂，充气式展收迅速但可靠性较差，必须配套空调等冷暖调节装备，网架式既可满足展收迅速的要求，其可靠性、可运输性都较高，建议选择网架式帐篷作为展开医疗工作平台。

## 三、以功能组室为依据，制订装备模块组合方案

我国医学救援队定为 II 型，按照规定的救治范围设 1 个手术室，日手术能力不少于 7 例大手术或 15 例小手术，病床数不少于 20 张，全天 24h 应诊，同时具备临床检验、输血治疗、基本 X 线诊断，满足这一最低要求后还应具备抗休克、急救的能力，建议开设指挥组、门急诊组、手术组、急救组、防疫组、医疗保障组、后勤保障组 7 个功能组室。

在装备的形式上需采用模块化、集成化，将装备按功能模块进行有效集成，根据救治任务可分为指挥、检伤分类、门诊、手术、急救、检验、特诊、X 线检查、药材、饮食、宿营 11 个功能模块。以手术模块为例，将手术床、高频电刀、麻醉机、心电监护仪、吸引器、冲吸机、输液泵等装备作为一个手术模块，采用箱仪一体化技术，集成一个或若干个箱组，便于装备的模块抽组，以及在分批次运输时的拆分，保证不同批次的装备运抵后能及时补充救援物品提高救援能力，而不是需全部运抵后才能正常开展工作，为救援争取了更多的时间。

装备模块包装选择 1200mm×800mm×800mm 和 800mm×600mm×600mm 标准的包装箱，两种箱型可配套堆码，采用 1200mm×800mm 标准托盘进行装备集装，并按照红十字国际委员会通用标识颜色设计不同功能模块的标识颜色。

## 四、以自我保障为立足点，配套完善保障装备

保障装备作为医疗救治工作的支撑条件，是医疗队展开工作必不可少的，需要配套的装备主要包括指挥通信装备、后勤保障装备。在指挥通信装备方面应配套对外、对内通信装备，对外应配备海事卫星电话、GPS、北斗定位等，用于接收上级下达的指令，了解整体救援情况和要求，上报本队救援情况、物资需求等；对内应配备对讲机、无线局域网等，并配备应急 HIS 系统用于队内联系和医疗数据存储、连通。在后勤保障装备方面应配套箱组化的饮食、宿营等。饮食装备主要配备便携的野炊箱组，为救援队提供吃饭、做饭的工具。宿营装备主要包括宿营帐篷、个人携行的生活背囊、厕所、淋浴箱组，为队员提供较好的休息环境。

# 国家级紧急医学救援队业务编组
# 与展开布局方案

## 第一节  国家级紧急医学救援队业务编组与作业能力

### 一、业务编组

根据紧急医学救援队承担的具体任务，国家级紧急医学救援队执行任务时通常开设指挥组、门诊组、手术组、急救组、住院组、医疗保障组、防疫组、生活保障组共8个组，编制人员50人，其中，行政3人、医师15人、护士15人、医疗保障7人、防疫组3人、后勤保障7人（图2-1）。

**（一）指挥组**

组织领导全队医疗救治和保障工作；负责本队的政治思想和业务、行政领导；负责协调当地相关部门、民间组织提供医疗、物资保障或协助；负责对外宣传、报道事务。

**（二）门诊组**

对就诊伤员进行分诊，根据需要开设普通内科、普通外科、五官科、妇产科、儿科等门诊。根据灾害种类和救灾地域也可开设骨科、皮肤科、心理科等。

**（三）手术组**

手术室展开1张手术台，一般情况下仅开展紧急救命手术，如大血管吻合或结扎手术、输液输血以抗休克、气管切开以防止窒息、封闭气胸或胸腔闭式引流、胸腹腔探查止血、四肢残断修整等。

**（四）急救组**

抗休克室对休克伤员实施抗休克；重伤病员室对重伤病员和术后伤员实施

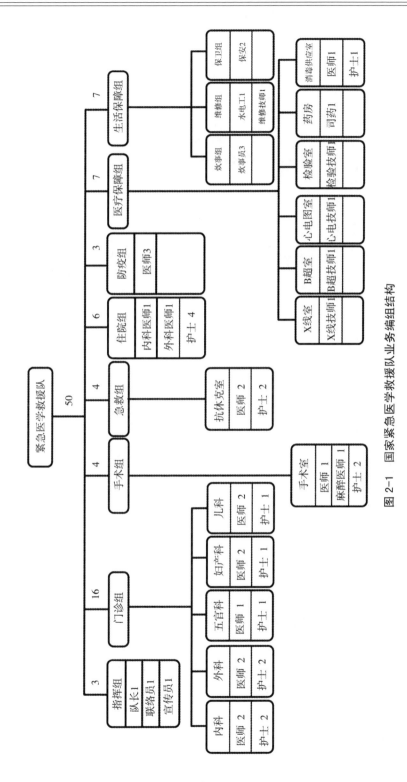

图 2-1 国家紧急医学救援队业务编组结构

观察处置，对需要手术的危重伤员应做术前准备，待伤情稳定后转手术组。

**（五）住院组**

负责留治轻伤病员；通常设有伤病员室和轻伤病员处置室，如有传染性伤病员，可临时开设隔离室。

**（六）医疗保障组**

X线室、B超室、心电图室、检验室、药房和消毒供应室负责全队的X线诊断、B超和心电图检查、临床检验、药材供应、敷料和手术器械高温消毒灭菌。

**（七）防疫组**

负责现场灾后风险评估、疾病监测、饮水与食品卫生、病媒消毒等。

**（八）生活保障组**

炊事人员负责全队人员和留治伤员的饮食、饮水保障；水电工负责全队的电路铺设和维护、制水制氧保障；维修人员负责全队医疗设备的维修；保安人员负责全队展开工作区域的安保警戒，必要时协调当地军警协助维护驻地安全。

以上所有组别的队员在条件许可下，可身兼数职。

## 二、作业能力

根据国家级紧急医学救援队的职能要求，救援队应具备以下作业能力。

**（一）出动时限**

接令后8h内完成人员集结和物资准备。

**（二）展开时限**

进入展开地域后，4h内完成医疗工作模块展开，具备救治能力。

**（三）保障能力**

可展开20张轻伤员留治床位，4张重症伤员急救床位，1张手术台，门诊量为昼夜（16～20h）通过不低于200名伤病员。在无外界医疗物资和生活物资补给的情况下，可维持运转不少于7d。

# 第二节　国家级紧急医学救援队展开布局方案

根据救援队展开部署的使用要求，确定三种典型部署方案：分散布局、部分集中布局和集中布局（图2-2～图2-4）。

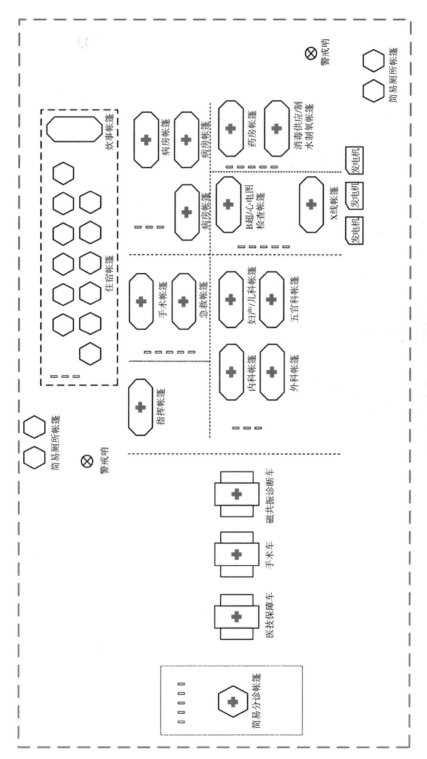

图 2-2 系统分散部署布局

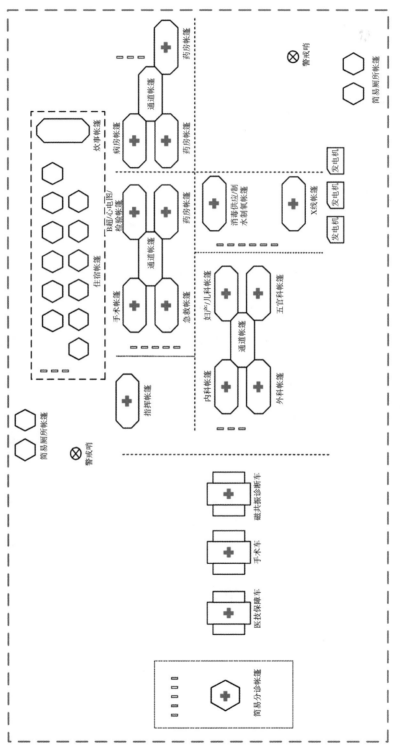

图 2-3 系统部分集中部署布局

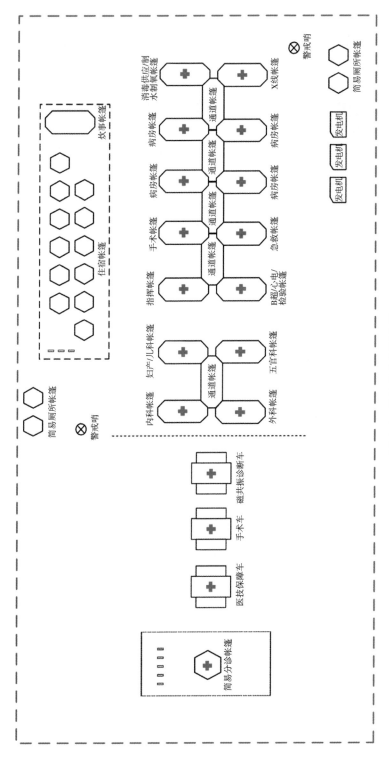

图 2-4  系统集中部署布局

**（一）分散布局**

所有功能帐篷均分散独立布置，相互之间没有通道帐篷进行连接。

**（二）部分集中布局**

部分功能帐篷布置相对集中，相互之间通过通道帐篷进行连接。

**（三）集中布局**

所有功能帐篷均集中布置，相互之间通过通道帐篷进行连接。

第三章

# 国家级紧急医学救援队装备
# 编配定位与组室内部布局

## 第一节  国家级紧急医学救援队装备编配定位

根据紧急医学救援队的编组和任务，确定各功能组室的装备编配方案（表3-1）。救援队可根据灾区当地评估及实际运力情况，适当减少携带的物品。

表 3-1  国家级紧急医学救援队装备编配表

| 序号 | 装备名称 | 单位 | 编制单位及数量 | | | | | | | 备注 |
|---|---|---|---|---|---|---|---|---|---|---|
| | | | 指挥组 | 门诊组 | 手术组 | 急救组 | 住院组 | 医疗保障组 | 后勤保障组 | |
| 1 | 集成式医疗信息模块 | 套 | 1 | | | | | | | 含地基无线自组网设备、车载无线自组网设备、单兵无线自组网设备、地基无线中继基站、空基无线中继基站、便携式数据终端等 |
| 2 | 集成式伤员检伤分类模块 | 套 | | | | | | 1 | | 含彩超、心电图机、医疗文书等 |
| 3 | 综合急救背囊 | 个 | | 1 | | | | | | 通用型 |
| 4 | 综合急救背囊 | 个 | | 1 | | | | | | 高温高湿型 |
| 5 | 紧急手术背囊 | 个 | | 1 | | | | | | |
| 6 | 复苏背囊 | 个 | | 1 | | | | | | |
| 7 | 药械供应背囊 | 个 | | 1 | | | | | | |
| 8 | 担架背囊 | 个 | | 1 | | | | | | |
| 9 | 检验背囊 | 个 | | 1 | | | | | | |
| 10 | 折叠担架 | 副 | | 4 | | | | | | 碳纤维，旋转折叠 |
| 11 | 铲式担架 | 副 | | 4 | | | | | | 多段 |

| 序号 | 装备名称 | 单位 | 编制单位及数量 | | | | | | | 备注 |
|---|---|---|---|---|---|---|---|---|---|---|
| | | | 指挥组 | 门诊组 | 手术组 | 急救组 | 住院组 | 医疗保障组 | 后勤保障组 | |
| 12 | 骨折真空固定担架 | 副 | | 4 | | | | | | |
| 13 | 组合背负式担架 | 副 | | 4 | | | | | | |
| 14 | 担架推车 | 辆 | | 4 | | | | | | |
| 15 | 便携式通用生命支持系统 | 台 | | 2 | | | | | | |
| 16 | 器械台 | 个 | | 5 | 3 | 1 | 3 | 2 | | |
| 17 | 野外数字化手术车 | 台 | | | 1 | | | | | |
| 18 | 野外医技保障车 | 台 | | | | | | 1 | | |
| 19 | 野外磁共振诊断车 | 台 | | | | | | 1 | | |
| 20 | 集成式手术模块 | 套 | | | 2 | | | | | 含手术床1、麻醉机1、心电监护仪1、高频电刀1、输液泵1、微量泵1、吸引器1、冲吸机1、手术头灯2 |
| 21 | 折叠洁净手术间 | 套 | | | 2 | | | | | |
| 22 | 手术器械箱 | 个 | | | 1 | | | | | |
| 22 | 便携洗手装置 | 台 | | 3 | 1 | | | 1 | | |
| 23 | 可移动紫外线灯 | 个 | | | 1 | | | | | |
| 24 | 集成式急救模块 | 套 | | | | 4 | | | | 每套含起搏除颤仪1、急救呼吸机1、心电监护仪1、心肺复苏器1、输液泵1、微量注射泵1、电动吸引器1、3L氧气瓶1 |
| 25 | 移动DR系统 | 套 | | | | | | 1 | | 含移动DR1、X线防护器材1、卧位床1、立式胸片架1、影像工作站1、胶片打印机1 |
| 26 | 集成式医学检验模块 | 套 | | | | | | 1 | | 含血细胞成分分析仪1、生化分析仪1、血液免疫分析仪1、电解质分析仪1、血气/凝血分析仪1、尿液分析仪1、显微镜1 |
| 27 | 药材箱 | 个 | | 10 | 2 | | | 20 | | 空投型 |
| 28 | 数字化检水检毒箱 | 个 | | | | | | 1 | | |

| 序号 | 装备名称 | 单位 | 编制单位及数量 | | | | | | | 备注 |
|---|---|---|---|---|---|---|---|---|---|---|
| | | | 指挥组 | 门诊组 | 手术组 | 急救组 | 住院组 | 医疗保障组 | 后勤保障组 | |
| 29 | 电动喷雾器 | 个 | | | | | | 2 | | |
| 30 | 移动式高压灭菌器 | 个 | | | | | | 2 | | |
| 31 | 医用冰箱 | 台 | | | | | | 1 | | |
| 32 | 集成式储运血模块 | 个 | | | | | | 1 | | |
| 33 | 五官科检查器械箱 | 个 | | 1 | | | | | | |
| 34 | 裂隙灯显微镜 | 台 | | 1 | | | | | | |
| 35 | 便携式牙科治疗机 | 套 | | 1 | | | | | | |
| 36 | 集成收治模块 | 张 | | 4 | | | 20 | | | 含病床1、床垫1、床头柜1、输液架1 |
| 37 | 妇科检查床 | 张 | | 1 | | | | | | |
| 38 | 折叠污物桶 | 个 | 2 | 10 | 2 | 2 | 4 | 8 | 1 | |
| 39 | 集成式氧气保障模块 | 套 | | | | | | 1 | | |
| 40 | 制水模块 | 套 | | | | | | 1 | | |
| 42 | 氧气瓶（15L） | 个 | | | 1 | | | 5 | | |
| 42 | 空调 | 台 | 1 | 5 | 1 | 1 | 3 | 4 | | |
| 43 | 暖风机 | 台 | 1 | 5 | 1 | 1 | 3 | 4 | | |
| 44 | 并联机柜 | 个 | | | | | | | 1 | |
| 45 | 配电控制柜 | 个 | | | | | | | 1 | |
| 46 | 维修工具箱 | 个 | | | | | | | 1 | |
| 47 | 折叠桌 | 张 | 6 | 8 | | 1 | 1 | 8 | | |
| 48 | 折叠椅 | 把 | 8 | 16 | 1 | 2 | 2 | 8 | | |
| 49 | 6米升降照明灯 | 套 | | | | | | | 2 | |
| 50 | 配电照明箱 | 个 | 1 | 5 | 1 | 1 | 3 | 4 | | 每个含帐篷照明灯6、应急照明灯1、插线板3、配电盒1、连接电缆3 |
| 51 | 医疗帐篷 | 顶 | 1 | 4 | 1 | 1 | 3 | 4 | | |
| 52 | 折叠床 | 张 | | | | | | | 60 | |
| 53 | 个人生活背囊 | 个 | 3 | 16 | 4 | 4 | 6 | 7 | 10 | 含个人帐篷、睡袋、隔潮垫、制式服装 |
| 54 | 宿营帐篷 | 顶 | | | | | | | 12 | |
| 55 | 8.5千瓦发电机 | 台 | | | | | | | 3 | |

续表

| 序号 | 装备名称 | 单位 | 编制单位及数量 | | | | | | | 备注 |
|---|---|---|---|---|---|---|---|---|---|---|
| | | | 指挥组 | 门诊组 | 手术组 | 急救组 | 住院组 | 医疗保障组 | 后勤保障组 | |
| 56 | 厕所帐篷 | 顶 | | | | | | | 4 | |
| 57 | 储水囊 | 个 | | | | | | 1 | 1 | |
| 58 | 储油囊 | 个 | | | | | | | 1 | |
| 59 | 野炊箱组 | 套 | | | | | | | 1 | |
| 60 | 炊事帐篷 | 顶 | | | | | | | 1 | |
| 61 | 通道帐篷 | 顶 | 1 | | | 2 | 2 | | | |
| 62 | 简易分诊帐篷 | 顶 | 1 | | | | | | | |

# 第二节  国家级紧急医学救援队组室内部布局

## 一、指挥组

### （一）主要装备配置

指挥组帐篷内主要配备 1 套集成式医疗信息模块，其中包括地基无线自组网设备、车载无线自组网设备、单兵无线自组网设备、地基无线中继基站、空基无线中继基站、便携式数据终端等及折叠桌、折叠椅和指挥作业必备的投影仪、电脑、打印机等。

### （二）内部布局

内部布局实际效果和指挥组内部布局示意图见图 3-1，图 3-2。

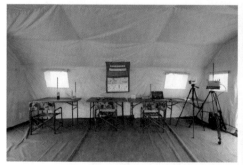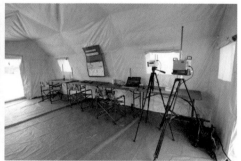

图 3-1  指挥组内部实际布局

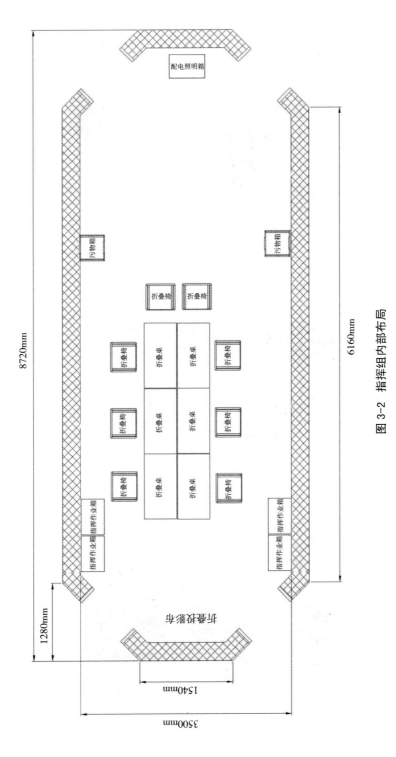

图 3-2　指挥组内部布局

## （三）指挥组典型装备

见图 3-3～图 3-7。

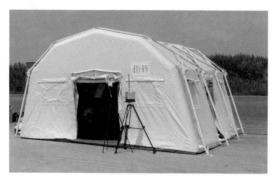

图 3-3　充气式帐篷

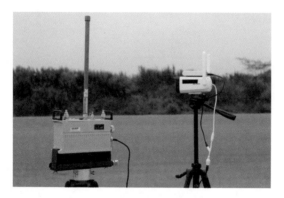

图 3-4　地基无线自组网设备

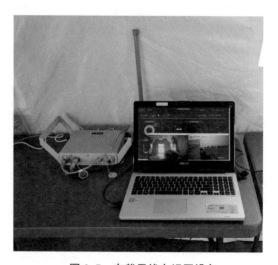

图 3-5　车载无线自组网设备

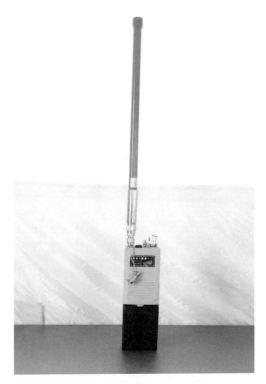

图 3-6 单兵无线自组网设备

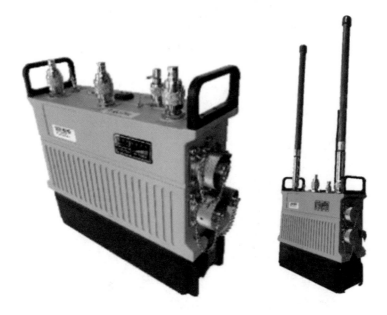

图 3-7 地基无线中继基站

## 二、门诊组

### （一）主要装备配置

门诊组开设简易分诊、外科门诊、内科门诊、妇产/儿科和五官科检查帐篷。简易分诊帐篷内主要配备集成式伤员检伤分类模块、药材箱，以及综合急救背囊、紧急手术背囊、复苏背囊、药械供应背囊、担架背囊、检验背囊、折叠担架、铲式担架、骨折真空固定担架、组合背负式担架、便携式通用生命支持系统和担架推车等。

### （二）内部布局

1.门诊组内部布局实际效果和内部布局示意图见图3-8，图3-9。

2.外科门诊帐篷分为两个工作区

（1）外科门诊区：配备门诊所需的桌椅等办公器材。

（2）外科处置区：用于清创等简单的外伤处置，配备必要的药材和病床（图3-10）。

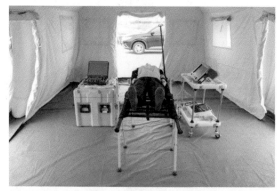

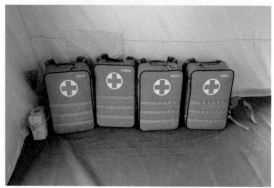

图3-8　门诊组内部实际布局

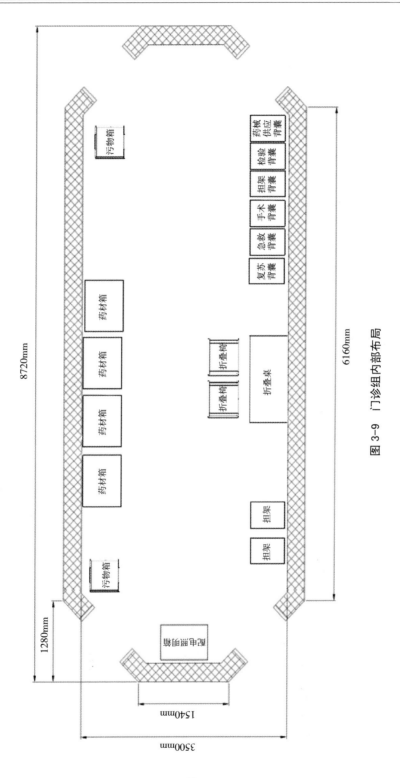

图 3-9 门诊组内部布局

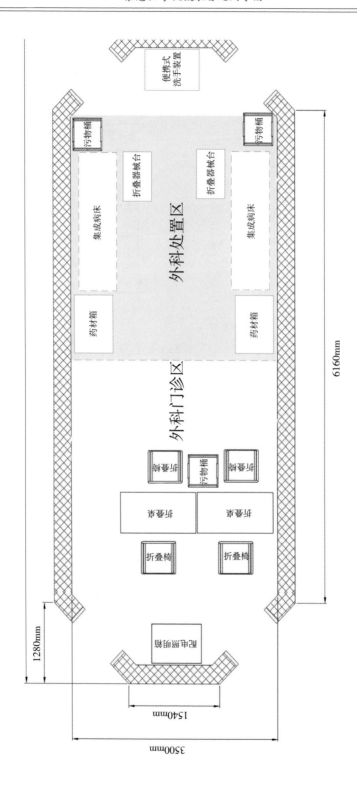

图 3-10 外科门诊帐篷内部布局

3. 内科门诊帐篷分为两个工作区

（1）内科门诊区：配备门诊所需的桌椅等办公器材。

（2）内科处置区：主要配备用于清创等简单的外伤处置必要的药材和病床（图3-11）。

4. 妇产/儿科帐篷分为两个工作区

（1）门诊区：主要配备门诊所需的桌椅等办公器材。

（2）检查区：主要配备妇科检查床、器械台、便携式洗手装置和药材箱（图3-12）。

5. 五官科帐篷一端为牙科诊疗区，一端为眼科和耳鼻喉检查区。主要配备五官科检查箱、便携式牙科治疗机、裂隙灯显微镜等设备（图3-13）。

**（三）门诊组典型装备**

见图3-14～图3-17。

## 三、手术组

**（一）主要装备配置**

手术组可以采用野外数字化手术车或手术帐篷。手术帐篷分为两个工作区：

1. 手术区　主要配备集成式手术模块、折叠洁净手术间和手术器械。

2. 手术准备区　是伤员进行术前准备的区域。

**（二）内部布局**

野外数字化手术车、手术帐篷内部布局示意图和内部布局实际效果图见图3-18～图3-21。

**（三）手术组典型装备**

见图3-22～图3-32。

## 四、急救组

**（一）主要装备配置**

急救帐篷分为两个工作区：①护理工作区，主要配备医生护士书写医嘱、配药所需的桌椅；②急救工作区，主要配备集成式急救模块，用于危重伤病员的抗休克和急救。

**（二）内部布局**

急救帐篷内部布局示意图和内部布局实际效果图见图3-33，图3-34。

**（三）急救组典型装备**

见图3-35～图3-40。

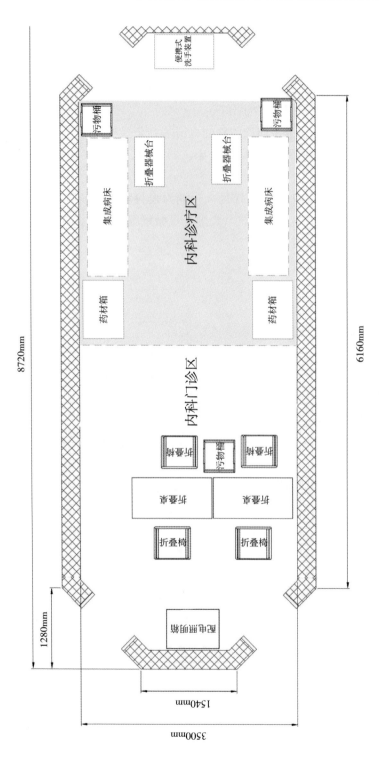

图 3-11　内科门诊帐篷内部布局

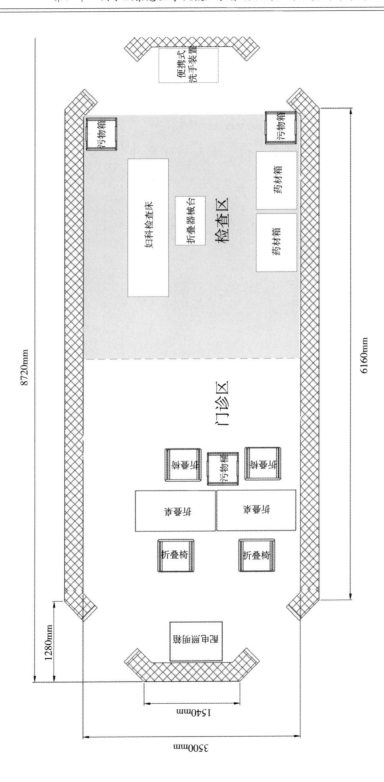

图 3-12　妇产／儿科门诊帐篷内部布局

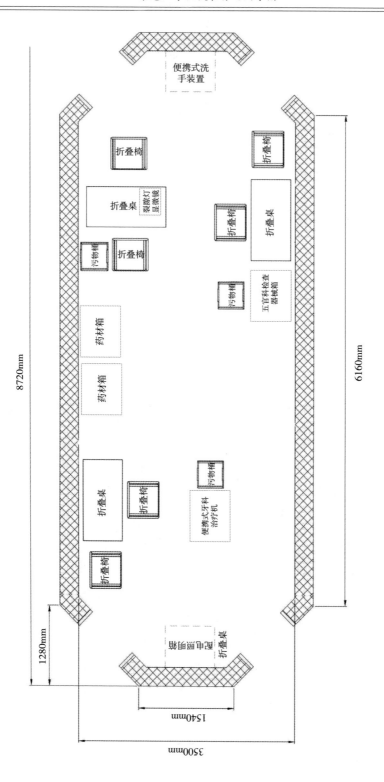

图 3-13 五官科门诊帐篷内部

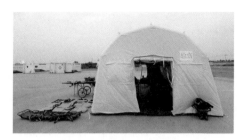

图 3-14 检伤分类帐篷

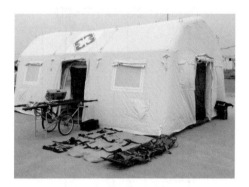

图 3-15 系列担架

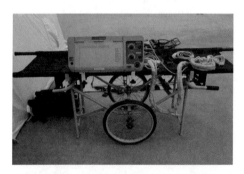

图 3-16 便携式通用生命支持系统

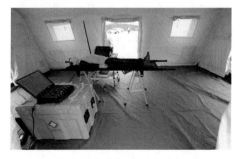

图 3-17 集成式伤员检伤分类模块

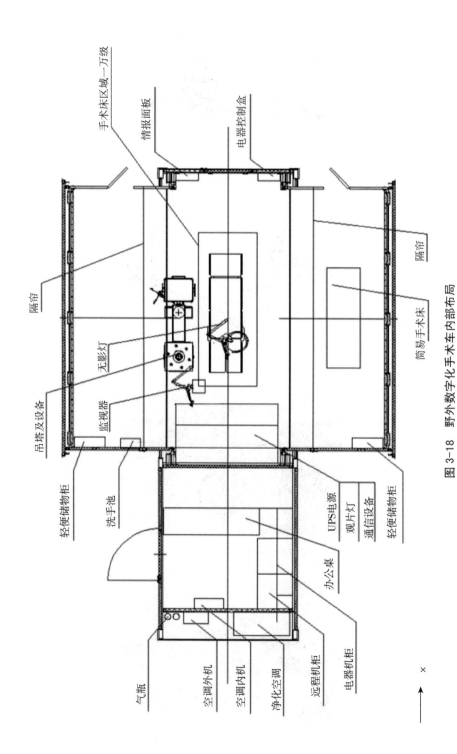

图 3-18　野外数字化手术车内部布局

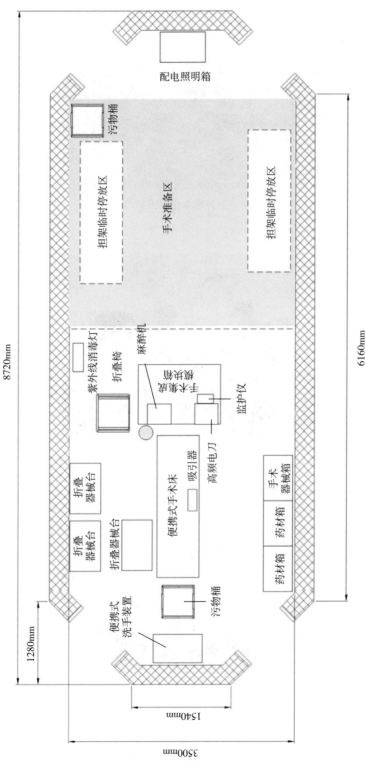

图 3-19　手术组帐篷内部

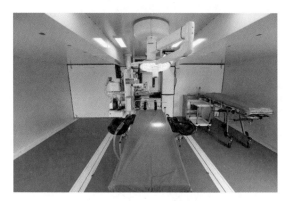

图 3-20　野外数字化手术车内部

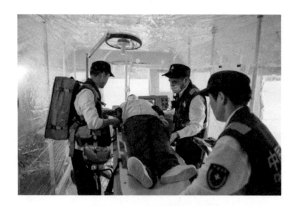

图 3-21　手术帐篷内部

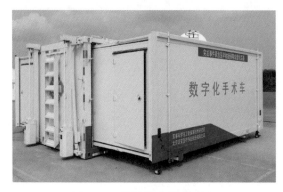

图 3-22　野外数字化手术车

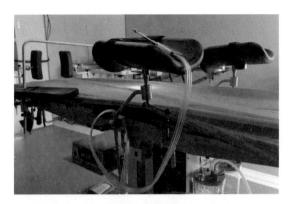

图 3-23　手术床

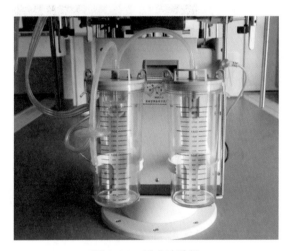

图 3-24　手术冲洗机

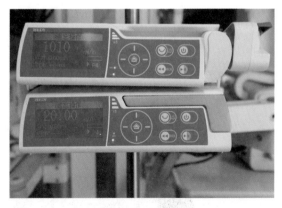

图 3-25　注射泵

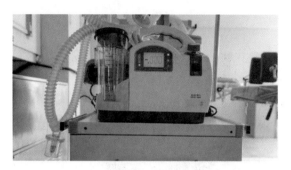

图 3-26　吸引器

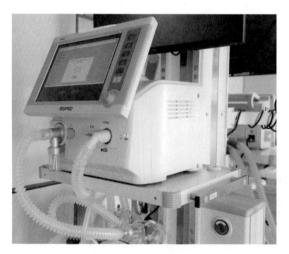

图 3-27　呼吸机

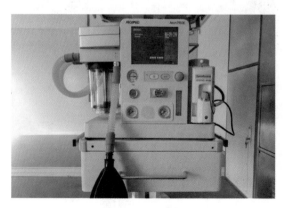

图 3-28　麻醉机

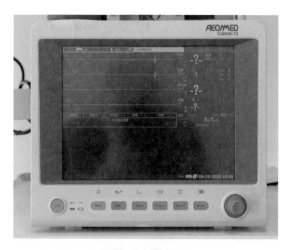

图 3-29　监护仪

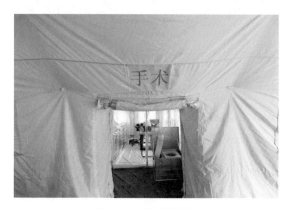

图 3-30　手术帐篷

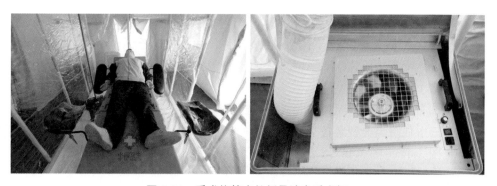

图 3-31　手术帐篷内的折叠洁净手术间

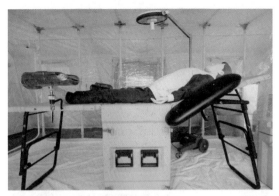

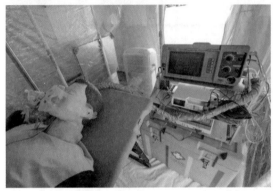

图 3-32　手术帐篷内的集成式手术模块

## 五、住院组

### （一）主要装备配置

住院组开设 3 顶住院帐篷，住院帐篷有两种：一种分为护理工作区和病房区，护理工作区配备必要的桌椅、药材，病房区配置集成式收治模块；另一种仅设有病房区，配置集成式收治模块。

### （二）内部布局

内部布局实际效果图和住院帐篷内部布局示意图见图 3-41 ～图 3-43。

### （三）住院组典型装备

见图 3-44 ～图 3-46。

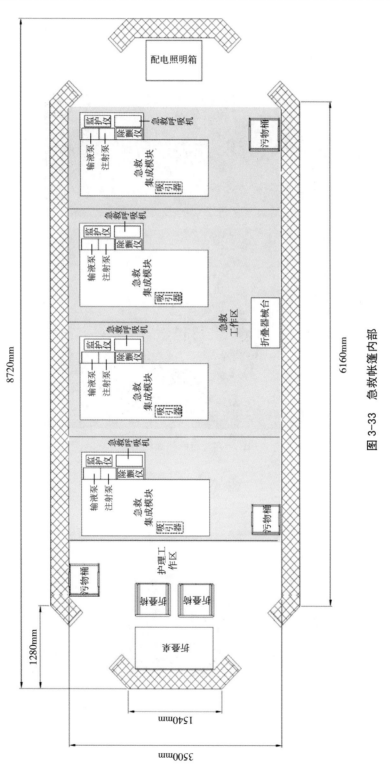

图 3-33　急救帐篷内部

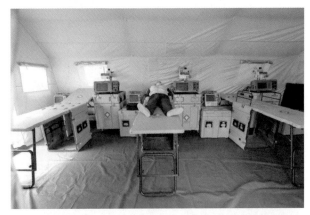

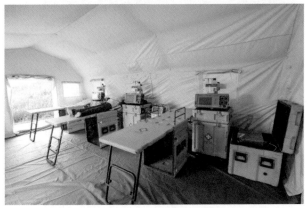

图 3-34　急救帐篷内部

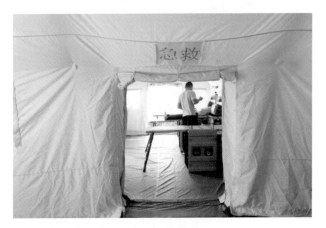

图 3-35　急救帐篷

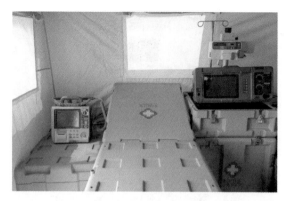

图 3-36　集成式急救模块

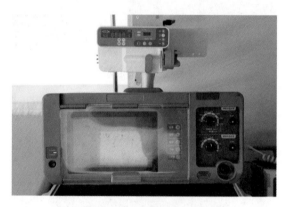

图 3-37　生命支持系统

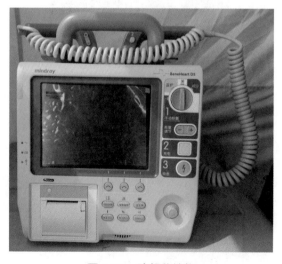

图 3-38　除颤监护仪

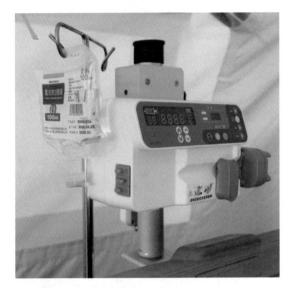

图 3-39　输液泵

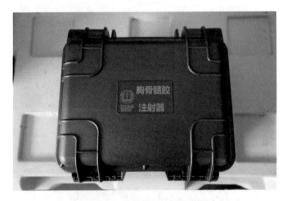

图 3-40　胸骨髓腔注射器

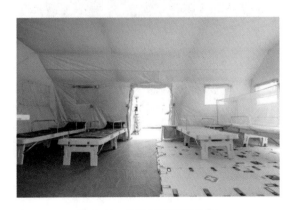

图 3-41　住院帐篷内部布局

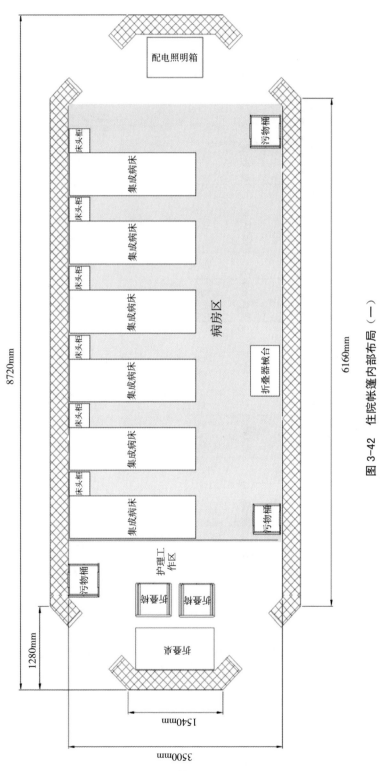

图 3-42 住院帐篷内部布局（一）

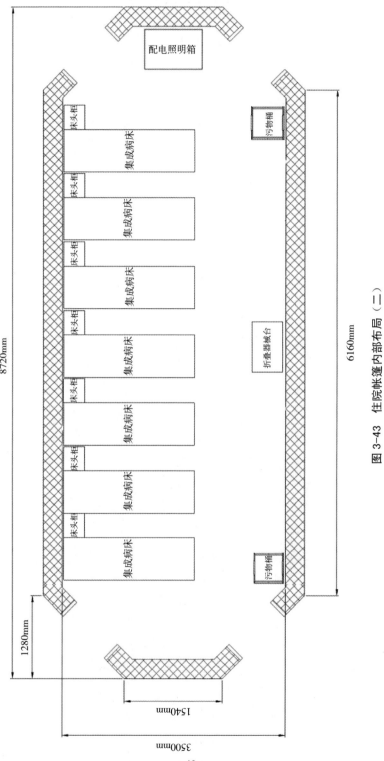

图 3-43 住院帐篷内部布局（二）

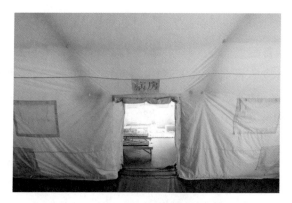

图 3-44　住院帐篷

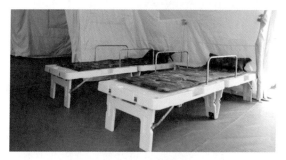

图 3-45　集成式收治模块（一）

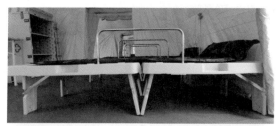

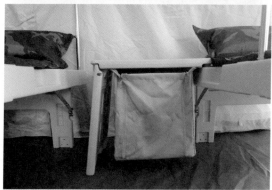

图 3-46　集成式收治模块（二）

## 六、医疗保障组

### （一）主要装备配置

医疗保障组作业有两种装备部署模式：①方舱加帐篷的组合形式，主要有野外医技保障方舱、野外磁共振诊断方舱、药房帐篷、B 超 / 心电图 / 检验帐篷、制水制氧帐篷；②全帐篷形式，有 X 线帐篷、药房帐篷、B 超 / 心电图 / 检验帐篷、制水制氧帐篷。

1. X 线帐篷　一端配置影像工作站和胶片打印机，另一端配置移动 DR、卧位床、立式胸片架和设备包装箱。

2. 药房帐篷　①药品调剂区，用于药品的发放和调剂，以及手术器械的清洗消毒，配备桌椅和高压消毒器；②药品存放区，主要用于批量药品的存放，配备药材箱。

3. B 超 / 心电图 / 检验帐篷　①检验区，主要配备快速检验箱组、医用冰箱、数字化检水检毒箱等设备；②检查区，主要配置检伤分类模块和器械台。

4. 消毒供应 / 制水制氧帐篷　①制氧区，配备制氧机、压氧机、维修工具箱和氧气瓶；②消毒供应和制水区，配备制水机、高压消毒器和储水囊。

### （二）内部布局

野外医技保障方舱、野外磁共振诊断方舱、各医技保障帐篷内部布局示意图和内部布局实际效果图见图 3-47 ～图 3-54。

### （三）医疗保障组典型装备

见图 3-55 ～图 3-64。

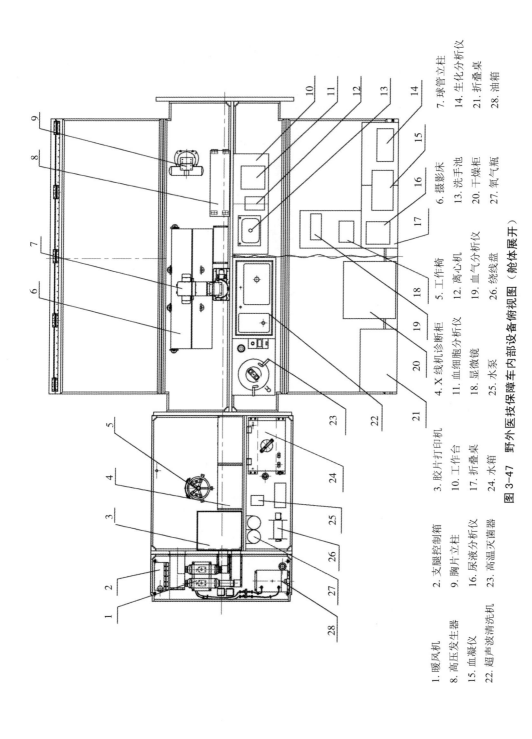

图 3-47　野外医技保障车内部设备俯视图（舱体展开）

1.暖风机　　2.支腿控制箱　　3.胶片打印机　　4. X 线机诊断柜　　5. 工作椅　　6. 摄影床　　7. 球管立柱
8.高压发生器　　9.胸片立柱　　10.工作台　　11.血细胞分析仪　　12.离心机　　13.洗手池　　14.生化分析仪
15.血凝仪　　16.尿液分析仪　　17.折叠桌　　18.显微镜　　19.血气分析仪　　20.干燥柜　　21.折叠桌
22.超声波清洗机　　23.高温灭菌器　　24.水箱　　25.水泵　　26.绕线盘　　27.氧气瓶　　28.油箱

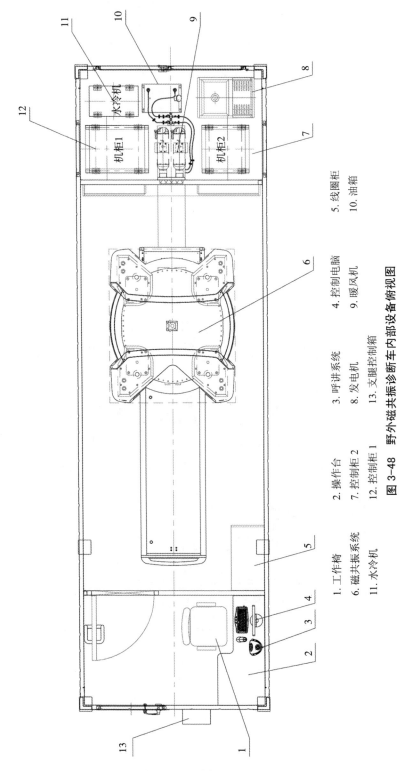

图 3-48　野外磁共振诊断车内部设备俯视图

1. 工作椅　　2. 操作台　　3. 呼讲系统　　4. 控制电脑　　5. 线圈柜
6. 磁共振系统　　7. 控制柜2　　8. 发电机　　9. 暖风机　　10. 油箱
11. 水冷机　　12. 控制柜1　　13. 支腿控制箱

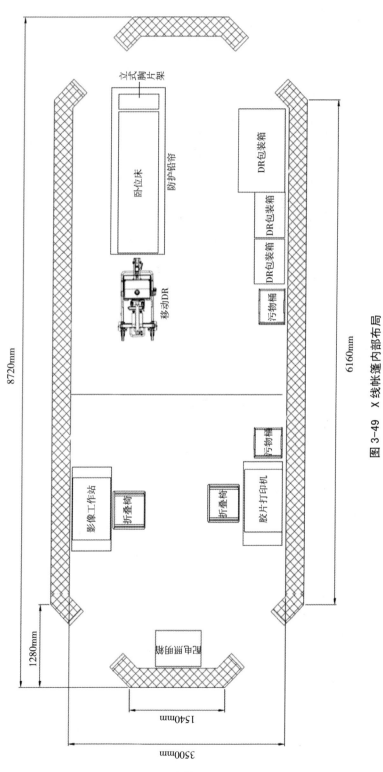

图 3-49　X 线帐篷内部布局

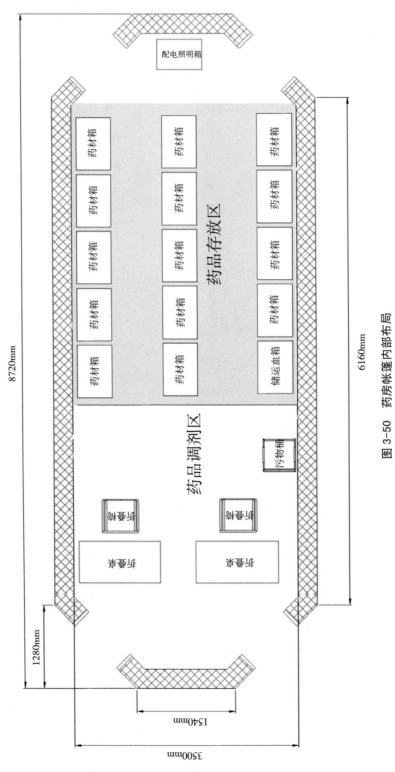

图 3-50　药房帐篷内部布局

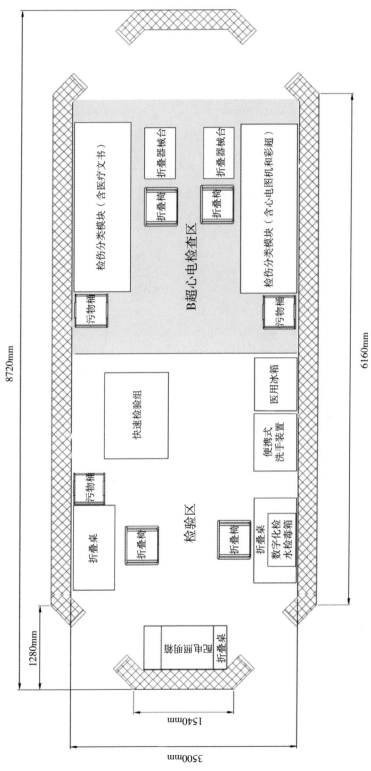

图 3-51　B 超／心电图／检验帐篷内部布局

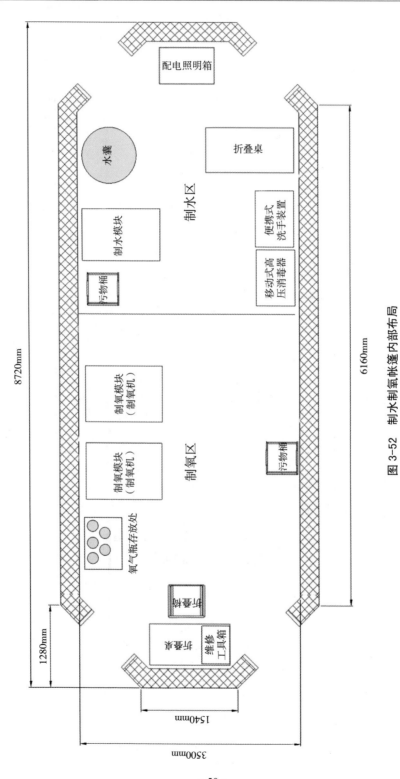

图 3-52　制水制氧帐篷内部布局

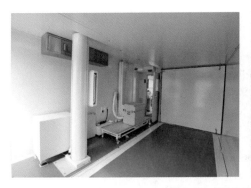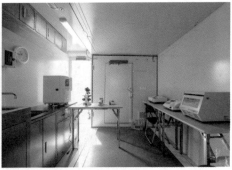

图 3-53　野外医技保障车内部

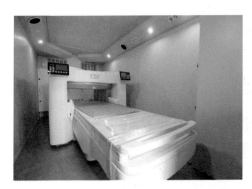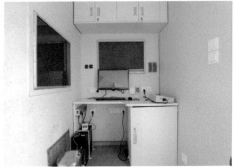

图 3-54　野外磁共振诊断车内部

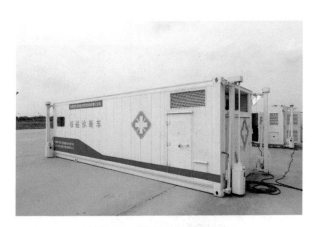

图 3-55　野外磁共振诊断车

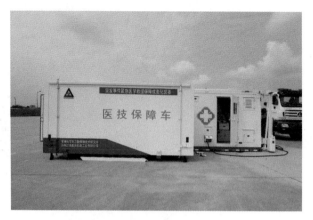

图 3-56 野外医技保障车

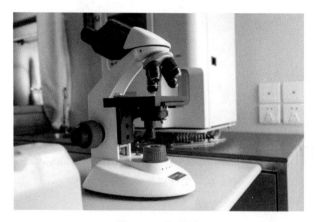

图 3-57 显微镜

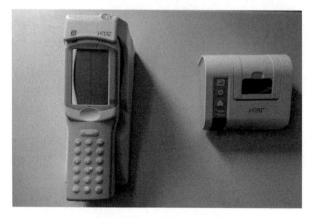

图 3-58 血气分析仪

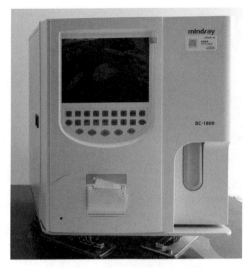

图 3-59　全自动血细胞分析仪

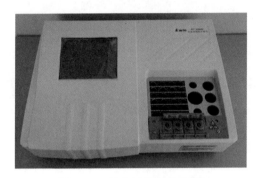

图 3-60　半自动凝血分析仪

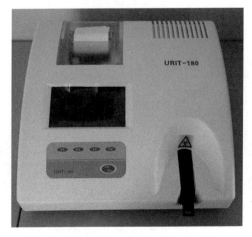

图 3-61　尿液分析仪

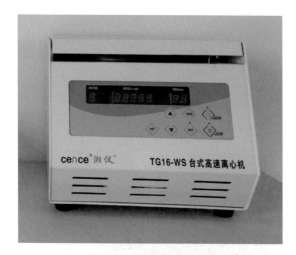

图 3-62　台式高速离心机

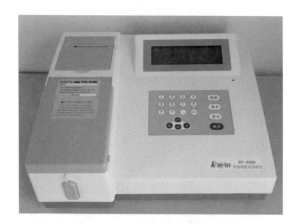

图 3-63　半自动生化分析仪

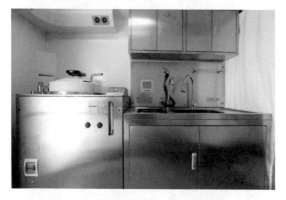

图 3-64　高温灭菌器与超声波清洗机

第四章

# 国家级紧急医学救援队工作流程

## 第一节　国家级紧急医学救援队部署工作流程

### 一、总体工作流程

紧急医疗救援队参与救援行动分为应急响应、应急实施、应急结束三个阶段。应急响应开展启动应急响应、情况研判、药品器材准备等工作；应急实施阶段根据救援重点、救援情况实时调整救援力量，开展救援工作；应急结束阶段组织收尾、撤离和总结。紧急医学救援队总体工作流程见图4-1。

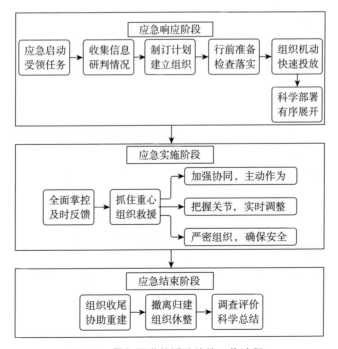

图4-1　紧急医学救援队总体工作流程

## 二、指挥工作流程

帐篷式医疗系统指挥工作由指挥组负责，按照帐篷式医疗系统总体工作流程开展相关工作，负责应急响应、实施、结束三个阶段的具体协调、组织、指挥、信息处理等工作。指挥工作流程见图4-2。

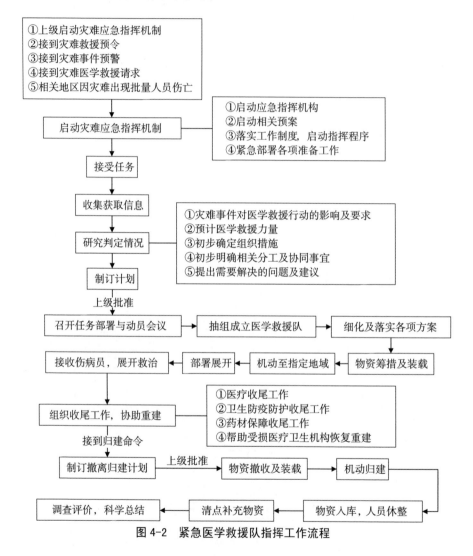

**图4-2 紧急医学救援队指挥工作流程**

## 三、帐篷式医疗系统响应准备流程

1. 按帐篷式医疗系统构成与使用说明，检查各模块箱组内设备技术状况，确保工作正常，处于良好状态。

2. 按照响应方案，筹措药品、医用耗材、后勤保障物质等，并按使用功能，逐一模块装箱。

3. 检查各组室人员与装备模块对应，确保人员、装备一致。

4. 根据具体任务、上级指示，输送工具、编组计划与输送要求，制订运输装载方案。

## 四、帐篷式医疗系统装载与运输流程

1. 帐篷式医疗系统按照装载方案，实施装载运输。

2. 根据堆码要求可靠堆码，底层可靠地固定于运输车车厢板上。

3. 将1200mm×800mm×800mm包装规格、制氧、制水等功能模块置于底层，800mm×600mm×600mm规格的功能模块置于上层。

4. 在装载运输时尽量保持运输车质心位置，前后左右居中，并辅以绑带固定。

5. 采用铁路运输时，可直接采用运输车加铁路平板车的运输模式，将装有帐篷医用设备的运输车直接装于平板车，也可装于铁路集装箱中运输。

6. 采用航空运输时，满足航空运输的相关要求。

## 五、帐篷式医疗系统展开流程

1. 选址原则

（1）一般硬质地面，允许不大于5%的不平度，地幅不小于50m×70m。必要时可进行地面修整。

（2）要靠近主要道路，但又要与主要道路保持一定距离，便于伤病员到达。

（3）有可供利用的水源，以保证医疗、洗消和基本生活用水。

2. 展开地点部署

（1）组织人员、物资在展开点附近集中。

（2）队领导带领各组组长在现场确定帐篷式医疗系统的展开部署方式、各组室的具体展开位置。

（3）明确伤病员分诊地点和就诊道路。

（4）指定路标设置点。

3. 组织组室展开

（1）在现场划分展开后统一调度车辆、人员、物资，顺序进入各展开位置。

（2）组织人员进行物资卸载和清点。

（3）组织人员架设帐篷。

（4）摆放各组室设备、工作台柜，展开为待工作状态。

（5）修整道路。

（6）设置警戒线，完善防护、技术、生活设施。

### 4. 完成准备工作

（1）进一步明确保障任务区分与协同事宜。

（2）修订、完善保障计划。

（3）再次协调、细化各组室的任务分工。

（4）进一步检查展开情况，确定帐篷式医疗系统可以开始接收伤病员并向有关各方报告。

# 第二节　国家级紧急医学救援队救治工作流程

## 一、救治总体流程

紧急医学救援队伤病员的救治总体按照接收伤员、伤员处置、伤员转归三个阶段组织实施。救治总体流程图见图 4-3。

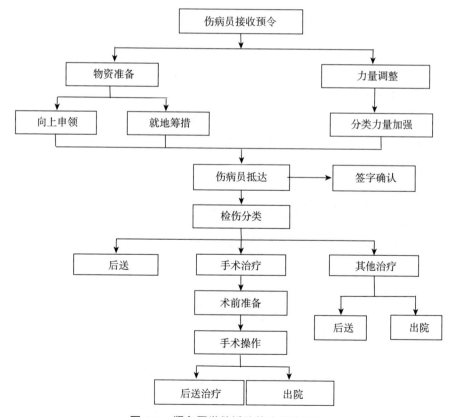

**图 4-3　紧急医学救援队救治总体流程**

## 二、门诊工作流程

门诊工作按照少量伤员和批量伤员到达两种模式开展工作。少量伤员到达时直接分诊至各功能帐篷；批量伤员到达时应开设伤员分类场，按照轻重缓急送至各功能帐篷。门诊工作流程见图4-4。

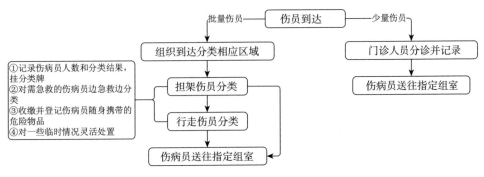

**图 4-4　紧急医学救援队门诊工作流程**

## 三、急救工作流程

急救工作采取医生、护士分工配合的工作模式，急救医生按照检诊、下达医嘱、执行医嘱、完善文书的工作流程；护士按照安置伤员、执行抢救方案、完成护理记录的工作流程，最后由医护共同完成伤员的转送。急救工作流程见图4-5。

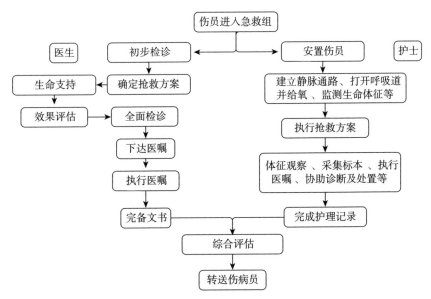

**图 4-5　紧急医学救援队急救工作流程**

## 四、手术工作流程

手术工作按照接领伤员、术前准备、术中操作和术后处理的基本流程开展工作。手术工作流程见图4-6。

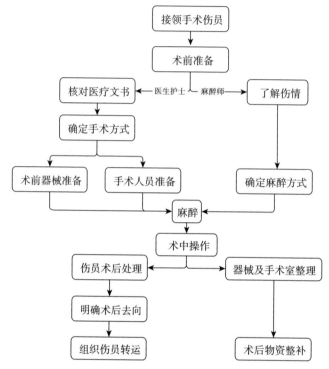

图 4-6　紧急医学救援队手术工作流程

## 五、住院工作流程

住院工作按照安置伤员、检查文书、下达医嘱、执行医嘱、持续治疗和决定去向基本流程开展工作。住院工作流程见图4-7。

## 六、药房工作流程

接受任务后，清点所有药材，开设药材库和调剂室，按照药材库和调剂室的工作流程开展工作。药房工作流程见图4-8。

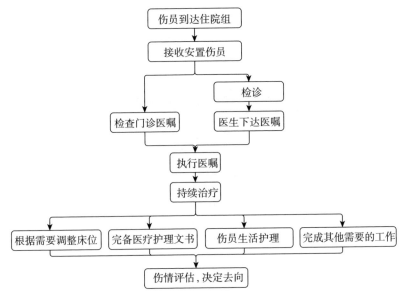

图 4-7 紧急医学救援队住院工作流程

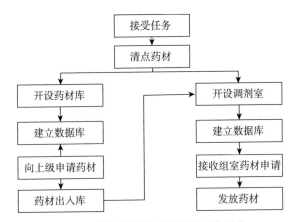

图 4-8 紧急医学救援队药房工作流程

## 七、检验工作流程

接受任务、校准设备、接收样本、检测样本、填写报告、通知领取报告的工作流程开展工作。检验工作流程见图 4-9。

## 八、X 线检查工作流程

X 线检查按照接收申请、检查操作、打印胶片、填写报告的工作流程开展工作。X 线检查工作流程见图 4-10。

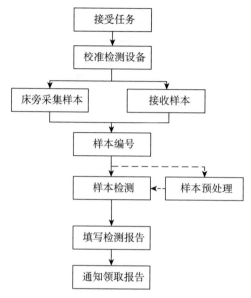

图 4-9 紧急医学救援队检验工作流程

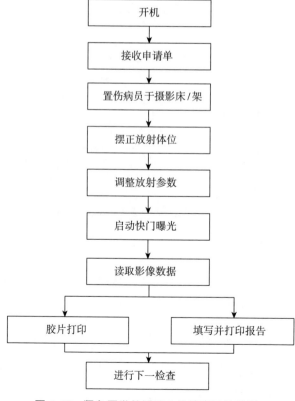

图 4-10 紧急医学救援队 X 线检查工作流程

## 九、B 超 / 心电图检查工作流程

B 超 / 心电图检查接收检查申请，根据情况确定检查地点，最后开展相关检查、填写检查报告并转交。B 超 / 心电图检查工作流程见图 4-11。

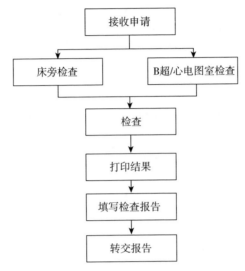

**图 4-11 紧急医学救援队 B 超 / 心电图检查工作流程**

## 十、消毒供应工作流程

消毒供应按照接收、清点、清洗、消毒、检查、转交的工作流程开展工作。消毒供应工作流程见图 4-12。

## 十一、防疫工作流程

防疫组在接受任务后，首先查看救援地域的卫生流行病情况，到达任务地域后，按照检水、检毒和环境消杀灭的工作流程开展工作。防疫工作流程见图 4-13。

## 十二、帐篷式医疗系统撤收流程

1. 收拢人员，通知做好撤收准备。
2. 正式下达撤收指令，各组室按照撤收预案进入指定位置。
3. 检查帐篷内设备，切断电源、水源、气源，确保满足撤收要求后装箱。
4. 组织人员撤收帐篷。
5. 进行人员和物资收拢、清点。

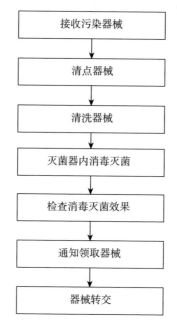

图 4-12　紧急医学救援队消毒供应工作流程

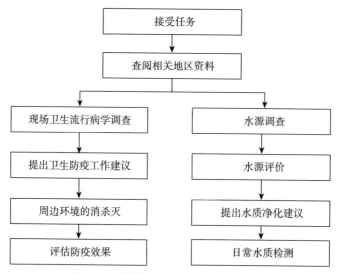

图 4-13　紧急医学救援队防疫工作流程

6. 帐篷式医疗系统捐赠时，进行物品的登记造册并移交；系统撤回时，进行物资装载，并向有关各方汇报。

第五章———————————————————

# 帐篷式医疗系统装备包装及运输

## 第一节　帐篷式医疗系统装备包装

### 一、包装的技术形式和规格

1. 包装材料　装备统一采用滚塑箱包装。

2. 包装尺寸　设备统一采用 1200mm×800mm×800mm 和 800mm×600mm× 600mm 两种尺寸规格；帐篷采用 1800mm×900mm×1000mm 和 900mm× 900mm×1000mm 两种尺寸多功能包装箱。满足波音 757 和空客 A320 以上机型尺寸要求。

3. 托盘要求　平托盘和网笼托盘均采用轮式结构，尺寸为 1200mm×800mm 国际标准尺寸，横竖各 2 条带棘轮锁止机构的捆扎带固定。

### 二、集成模块

手术集成模块、急救集成模块、检伤分类模块等集成模块均采用箱仪一体结构设计，收拢后作为设备包装箱。急救集成模块箱盖上设置支腿及插销，箱盖与箱底连接形成重症急救床，设备固定于箱底设备架上。手术集成模块箱底内部设计钢丝绳减震机构，仪器设备架固定在减震机构上；检伤分类模块箱由箱体及两个可互换的箱盖构成，箱盖上设置可打开收拢的支腿及插销，箱盖插销插入箱体上的插孔与箱体连接，形成床式结构，箱体内盛装心电图机和彩超。

### 三、各组室装备包装和托盘集运方案

按照"同帐篷独立、同箱型优先、总标准限定"的原则进行集装，同一帐篷内装备尽量单独集装，同一托盘尽量堆码同一箱型，堆码原则上不超过 2 层。

1. 指挥组　采用 1 个平托盘和 1 个网笼托盘集装。平托盘集装指挥作业箱

和配电照明箱；网笼托盘集装折叠桌椅、污物桶、投影布。

2. 门诊组

（1）检伤分类帐篷：采用 1 个平托盘和 1 个网笼托盘集装。平托盘集装药材箱和配电照明箱，网笼托盘集装手术背囊、急救背囊、担架背囊、复苏背囊、折叠桌椅等零散装备器材。

（2）外科门诊帐篷：采用 1 个平托盘和 1 个网笼托盘集装。平托盘集装药材箱、配电照明箱、便携式洗手装置，网笼托盘集装折叠桌椅、器械台、污物桶、集成病床等零散装备器材。

（3）内科门诊帐篷：采用 1 个平托盘和 1 个网笼托盘集装。平托盘集装药材箱、配电照明箱、便携式洗手装置，网笼托盘集装折叠桌椅、器械台、污物桶、集成病床等零散装备器材。

（4）妇产／儿科帐篷：采用 1 个平托盘和 1 个网笼托盘集装。平托盘集装药材箱、配电照明箱和便携式洗手装置，网笼托盘集装折叠桌椅、便携式牙科治疗机、器械台、污物桶等。

（5）五官科帐篷：采用 1 个平托盘和 1 个网笼托盘集装。1 个平托盘集装药材箱、便携式牙科治疗机、五官科检查器械箱、配电照明箱等，网笼托盘集装折叠桌椅、数字化检水检毒箱、器械台、污物桶等零散装备器材。

3. 手术组　手术帐篷采用 2 个平托盘和 1 个网笼托盘集装。1 个平托盘集装手术集成模块中的手术设备箱、便携式洗手装置、药材箱，1 个平托盘集装手术集成模块中的手术床箱、手术器材箱、配电照明箱，1 个网笼托盘集装器械台、污物桶、折叠椅、氧气瓶、紫外线消毒灯等零散装备器材。

4. 急救组　手术帐篷采用 2 个平托盘和 1 个网笼托盘集装。2 个平托盘集装急救集成模块；1 个网笼托盘集装器械台、折叠桌椅、配电照明箱、污物桶等零散装备器材。

5. 住院组　住院帐篷采用 1 个平托盘和 3 个网笼托盘集装。平托盘集装住院组的配电照明箱，3 个网笼托盘分别集装 3 顶住院帐篷内的器械台、折叠桌椅、集成病床、污物桶等零散装备器材。

6. 医疗保障组

（1）X 线帐篷：采用 1 个平托盘和 1 个网笼托盘集装。平托盘集装移动 DR 系统；网笼托盘集装卧位床、立式胸片架、折叠桌椅、污物桶等零散装备器材。

（2）药房帐篷：采用 5 个平托盘和 1 个网笼托盘集装。5 个平托盘集装药材箱、储运血箱、配电照明箱，1 个网笼托盘折叠桌椅、污物桶等零散装备器材。

（3）B 超／心电图／检验帐篷：采用 2 个平托盘和 1 个网笼托盘集装。1 个平托盘集装便携式洗手装置、冰箱、配电照明箱和数字化检水检毒箱，1 个平托盘集装快速检验箱组、检伤分类模块，网笼托盘集装折叠桌椅、污物桶、器械台等零散装备器材。

（4）消毒供应／制水制氧帐篷：采用 4 个平托盘和 1 个网笼托盘集装。2 个平托盘集装制氧模块，1 个平托盘集装制水模块，1 个平托盘集装高压消毒器、便携式洗手装置、配电照明箱；网笼托盘集装折叠桌椅、氧气瓶、储水囊、污物桶等零散装备器材。

7. 生活保障组　生活保障组物资器材以不规则的发电机、配电柜、宿营帐篷、炊事箱组等为主，通常采用网笼托盘统一集装。

# 第二节　帐篷式医疗系统装备、运输

## 一、标识

1. 标识内容

（1）内容性标识：包装件外应印刷标识和粘贴防水标签。印刷标识内容为包装件属于的组室帐篷；防水标签分为内容物标识、托盘标识两种标签，内容物标识内容包括内装物名称、数量、体积、质量、负责人，托盘标识内容为包装件集装托盘号。

（2）警示性标识：内容物有防倒置、易燃、易爆、易碎等特殊要求时，包装件外应印刷国家规定的警示标识。

2. 标识语种　为满足国际救援需要，印刷标识和标签标识采用中英两种文字对照标注。

3. 标识颜色　借鉴红十字国际委员会通用标识颜色设定标识背景颜色：指挥组为紫色，门诊组为蓝色，手术组为黄色，急救组为红色，住院组为绿色，医疗保障组为灰色，后勤保障组为白色。

4. 标识材料　防水标签采用 PVC 材料制作。

5. 标识位置　印刷标识喷于箱体前面，标签标识贴于箱体前面与侧面，印刷标识靠左，标签标识靠右。

## 二、运输

1. 可使用汽车、火车、飞机和船舶运输。

2. 装卸搬运应避免损坏外包装。

3. 搬运过程中，跌落高度不大于 300mm。

### 三、贮存

1. 装备长时间贮存时，应按照使用维护说明书的规定，切断外部电源，收好备件、附件、技术文件。

2. 将装备内外及包装箱擦拭干净、晾干，存放于通风、防潮、无有害气体、消防设施良好的库房内。

3. 贮存期内每 6 个月做 1 次保养维护，即充放电 1 次，并将设备开机运行 1 ～ 2h。

4. 活动件连接处应涂润滑油（脂）保护，每 6 个月各设施展开、撤收操作次数应不少于 2 次。每贮存 1 年，需要 1 次检查保养。

# 第三节　装备运载方案

## 一、装车、行驶、卸车顺序

1. 装车时，按照文字标注的装备顺序，从车前端往后，由下而上，依次装载，前端装满后再顺序装载后边的装备。

2. 行驶时，按照标注的车辆顺序行驶。

3. 卸车时，从车后端由上而下依次卸车。

## 二、撤收程序

1. 医疗队领导召集各组长传达撤收命令。

2. 明确撤收转移方式，若为分批撤收转移时，要确定哪些部分应先撤收。

3. 转送或交接伤病员。

4. 药材装备撤收装箱。

5. 帐篷展开时，收拢帐篷。

6. 调整运输车辆进入各组展开点。

7. 组织人员装车。

8. 撤收装车完毕向院领导报告。

9. 救援队领导检查撤收情况。

10. 组织人员登车，准备。